제10회 학술포럼

고령사회와 의학

대한민국의학한림원

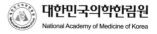

대한민국의학한림원
National Academy of Medicine of Korea

대한민국의학한림원 학술백서
'고령사회와 의학'의 발간에 즈음하여

우리나라는 지난 2018년 총 인구 대비 65세 이상의 노령인구율이 14%를 넘어 고령사회로 진입하였고 2026년에는 20% 이상이 되는 초고령사회가 될 것으로 예측되고 있습니다. 특히 노령인구의 증가는 저출산과 맞물려 2050년이 되면 총 인구수는 4,900만 정도로 감소하는 반면, 노령인구는 1900만에 육박하여 노령인구율은 38%대로 세계 최고의 수준에 도달할 것으로 추정되는 등 인구노령화는 매우 가파른 속도로 진행하고 있으며, 이러한 인구 구조의 급격한 변화가 가져올 사회·경제적인 문제들과 그 대책에 대해 사회 각계, 각층에서 많은 연구가 있어야 할 것입니다. 특히 의료의 문제는 노인의학이라는 측면에서 노령 환자의 특성을 잘 이해하고 이에 맞는 의학을 발전시켜야 한다는 측면과 함께, 노령인구 진료비에 대한 사회적 부담이 심각하게 커진다는 측면을 고려하여 의료비를 절감할 수 있는 인공지능, 로봇 기술 등의 도입, 제한된 의료비용을 적재적소에 사용함으로써 소외 계층을 최소화 할 수 있는 보건의료 정책 등이 펼쳐져야 한다는 측면을 고려해야 하는 등 복잡한 내용을 담고 있습니다. 이러한 맥락에서 대한민국의학한림원에서는 지난 2018년 3월 28일 '고령사회와 의학'이라는 주제로 학술포럼을 진행한 바 있고, 그 자리에서 발표되고 논의된 내용을 정리하여 이번에 동일한 제하의 대한민국의학한림원 학술백서를 출간하게 되었습니다. 본 학술백서의 모체가 된 학술포럼을 만들어 주신 의학한림원의 전임 회장 정남식 교수님의 훌륭한 리더십을 기억하고자 하며, 특히 당시 학술위원장으로서 포럼의 진행을 맡아 기획력을 발휘해 주신 한상원 교수님께 감사

드립니다. 그리고 본 학술백서의 발간은 의학한림원 현 집행부의 이은직 학술위원장님, 그리고 강훈철 간사님께서 보여 주신 특유의 끈기 있는 노력과 추진력이 있었기 때문에 가능했었다는 점을 말씀드리고자 합니다. 훌륭한 강의를 해 주시고 원고를 작성해 주신 전남대학교 박상철 연구석좌교수님, 연세의대 김창오 교수님, 한국생산기술연구원 정경렬 단장님, 연세의대 박은철 교수님, 열띤 토론을 해 주신 서울의대 백남종 교수님, 연세노블병원 조항석 병원장님, 연세간호대 조은희 교수님, 중앙일보 신성식 기자님, 보건복지부 이재용 과장님께도 감사의 뜻을 전합니다. 본 학술백서가 우리나라의 고령사회에 대비하는 데 좋은 길잡이가 될 수 있기를 기원하는 바입니다.

대한민국의학한림원
회장 임태환

인사말

대한민국의학한림원은 의학과 보건관련 전문가 석학들로 이루어진 단체로서 우리나라의 국민 보건 건강 증진과 후학들의 의학 및 보건학 연구와 발전을 위한 설립 목적을 이루고자 최선을 다하고 있습니다.

대한민국의학한림원은 매년 정기적으로 주요한 주제에 대한 학술포럼을 개최하여 국민의 생명과 삶의 질을 해하는 질환과 환경 그리고 보건의료 시스템과 제도 등에 대한 최신 지견과 아울러 정책적인 해결 방안을 제시함으로서 여러 전문가들과 정책 결정자들에게 도움이 되고자 노력을 하고 있습니다.

2018년 3월에는 2025년이 도래하면 65세 이상 인구가 20%로 증가하는 '초고령사회'가 될 것이라는 예측 속에, 노인의 건강관리라는 국가적 당면과제에 대한 의료적, 제도적인 문제점을 파악하고 앞으로 나아갈 길을 모색하고자 여러 분야의 전문가들을 모시고 제10회 학술포럼을 개최하였습니다.

대한민국의학한림원에서는 이날 주제로 발표되었고 토론되었던 내용을, 앞으로 연구에 관련된 전문가들과 정책을 운용하는 전문가들이 고령사회 문제에 대해 대비하고 준비하는 데 있어서 도움이 되고자 책자로 발간하게 되었습니다.

특히 그동안 어려운 가운데에서도 시간을 내시어 포럼 내용을 정리하여 백서 발간에 도움을 주신 주제 발표자 및 토론자들께 감사를 드립니다. 아울러 이 행사를 위하여 수고하여주시고 정리해주신 의학한림원의 이은직 학술위원장님을 비롯한 학술위원회 위원님들께 깊은 감사의 말씀을 드립니다. 그리고 학술포럼에 참여해주신 모든 참석자들께도 감사드립니다.

대한민국의학한림원
제6대 회장 정남식

포럼 당시 대한민국의학한림원 학술위원회 위원장으로서 제10회 학술포럼의 주제를 고령사회와 의학으로 정하였습니다. 그 이유는 우리나라의 국가의 존망의 문제이기도 한 2가지 당면 과제, 즉 저출산과 고령화에 있어서 이미 저출산문제에 관해서는 학술포럼에서 다룬 바 있고, 고령화가 저출산에 이은 주제이기 때문입니다. 물론 한차례의 포럼을 함으로써 문제가 해결되는 것은 아니지만, 대한민국을 대표하는 의학 석학 단체로서 발의를 하고 제안을 하는 한림원 본연의 역할을 다하고자 기획하였습니다. 그럼에도 불구하고 방대한 내용을 단시간의 포럼에서 깊이 있는 내용을 공유하기에는 부족함이 많았음을 솔직히 고백하지 않을 수 없습니다. 오히려 이번 포럼은 '고령사회와 의학'이라는 무거운 주제에서 의학이라는 분야가 가지는 왜소함을 절감하고 경제학, 사회학, 인류학, 공학, 의료보건학과 더불어 지속적인 협력 연구를 통하여서만 난제를 해결하기 위한 실마리라도 찾을 수 있겠다는 자각의 기회를 보았다는 것에 의의가 있다고 보는 것이 맞을 것입니다. 더욱더 중요한 것은 여러가지 분야에서 그렇듯이 정부정책과 이를 수행하는 정부의 각 부처, 그리고 법을 입안하는 국회에서 위의 각 분야의 전문가를 광범위하게 이용함으로써 멋진 국가의 청사진을 그리시기를 기대하며, 그 전문가 중에는 준비되어 있는 의학자들이 있고 많은 젊은 의학도들이 준비하고 있음을 잊지 않아야 한다는 것입니다.

고령화라는 큰 주제를 두고 평생 연구하신 석학 박상철 교수님의 정돈된 피력에 존경의 뜻을 올리며, 포럼의 전체 내용의 세세한 부분에 열과 성을 다하신 김창오 교수님께 응원을 겸한 감사의 뜻을 전합니다. 대단히 분주하신 일정에도 불구하고 초청에 응하여 연자와 패널에 참석하여 고견을 주신 모든 전문가 여러분께 심심한 머리 숙여 고마움을 전해 올리며, 참석하여 주신 청중께도 깊은 감사의 인사를 드립니다. 아울러 저의 미진한 업무를 마무리하시느라 애쓰신 이은직 학술위원장님과 강훈철 간사님께 죄송한 마음과 함께 경의를 표합니다.

대한민국의학한림원
제6대 학술위원장 한상원

목차

Life 3.0 시대를 대비한 노화과학기술

박상철

전남대학교 석좌교수

제1장 Life 3.0 시대의 도래와 인식의 전환

◆ 노화라는 개념은 종래의 제한된 계대에 의한 시간적 종속 개념으로서의 노화가 아니라 보다 시공간적으로 확대된 개념으로 발전되어야 하며, 기능적으로 비가역적 불가피한 변화가 아닌 능동적, 가역적 변화로 이해되어야 함.

● 노화에 대한 생물학적 개념의 전환은 노화를 필연적 퇴행성 변화로 인식할 것이 아니라, 이를 회복할 수 있고 예방할 수 있는 선택적인 변화로 이해하여야 함.

- 노화에 대한 결정론적 시각에서 볼 때 대응방법으로는 기능이 저하되고 형태가 변화된 조직을 바꾸기 원칙(replace principle)에 따라 실제 임상에서 적용되고 있는 유전자요법, 줄기세포요법, 조직 패치 이용법, 인공장기 또는 장기 이식법들이 개발되고 있으나 이러한 치료법들은 방법론적으로도 아직 온전하지 못할 뿐 아니라, 특히 윤리적으로도 많은 문제점을 야기하고 있음.

- 노화현상을 환경적 요인에 대한 적응적 반응적 대응의 결과로 초래되는 현상으로 이해하고 기능적 측면에서 회복 가능성이 규명되면서 노화현상이 고칠 수 있는 대상으로 부각되어 바꾸기가 아닌 고치기 원칙(restore principle)이 새롭게 제안되고 있음(박상철, 2018).

◆ Life 3.0 시대의 도래

● MIT의 맥스 테그마크는 생명체를 생성주체에 따라 Life 1.0 version, Life 2.0 version 그리고 Life 3.0 version으로 분류하고 있음(맥스 테그마크, 2017).

- Life 1.0은 생명체의 하드웨어(hardware)나 소프트웨어(software)가 모두 수억 년의 장구한 세월에 걸쳐 진화라는 방법으로 결

정된 동식물을 말함.

- Life 2.0은 하드웨어는 진화에 의하여 결정되지만, 소프트웨어는 설계에 의하여 변형될 수 있는 생명체로 인간을 의미함. 즉 인간이 교육이나 훈련에 의하여 인간의 능력을 개선할 수 있음을 특별하게 거론한 것으로 인간과 동물의 차이를 부각함.

- Life 3.0은 소프트웨어뿐 아니라 하드웨어까지 인간의 설계에 의하여 변형시킬 수 있다는 측면에서 미래인간인 후생인류(posthuman)를 지목하고 있음. 인간의 신체구조인 간, 심장, 근육, 관절, 치아, 신장 등의 생리적 기관만이 아니라 신경이나 뇌와 같은 생체통합 및 인지제어기능까지 기계로 대체할 수 있는 상태가 온다고 보고 이러한 상태를 Life 3.0이라고 함.

- Life 3.0 시대가 되면 인간의 수명연장은 물론 고령인의 활동성과 인지성 등에 혁신적인 개혁이 이루어지며 기존의 노인개념과 전연 다른 새로운 노인상이 기대됨.

제2장 과학기술 수요 변화

◆ 과학기술의 변화는 인류의 일상생활 패턴을 새롭게 전환하고 있을 뿐 아니라, 삶에 대한 인식과 태도마저 혁신할 것을 요구하고 있음(박상철, 2004).

● 인간 게놈 프로젝트의 성공은 개개인의 특성에 따른 의학적 맞춤성을 가능하게 함으로써 인간의 개인성을 강화하는 방향의 새로운 의료과학의 지평이 열리게 되었음.

 - 노화에 따른 퇴행성 변화를 부득이한 현상으로 받아들였던 시각에서 이제는 인생의 마지막 순간까지 생체 기능을 최대한 유지할 수 있다는 가능성이 크게 부각되고 있음.

● 인터넷의 발달은 전 세계를 연결하여 모두가 글로벌시대의 일원으로 시간적 동시성을 가지게 함.

● 전자기기의 발달은 생활과 산업의 자동화를 초래하여 효율의 극대화를 지상명령으로 하는 경제 제일주의가 확대됨.

● 반면 인간성의 소실이 우려되고 있음. 과거 특정 지역에 국한하여 전통적 삶을 살아왔던 인류에게 지식과 정보의 폭풍이 몰아치고 인간관계의 변화가 초래되고 있음.

 - 시간적으로는 전통적 사고와 공간적으로는 지역적 환경에 적응하여 평생을 살아온 노인이 이러한 변화에 의하여 가장 큰 타격과 충격을 받을 수밖에 없음.

● 문제 해결방안의 하나로 적합한 과학기술의 발전은 매우 중요함. 인류 역사상 유례없는 급속적인 고령화 현상으로 이에 상응하는 대책을 다층적으로 강구하여야 하지만, 그 중 과학기술의 기본적 수요는 과거와 크게 달라질 수밖에 없기 때문에 이러한 상황논리를 적절하게 활용하여 새로운 과학기술과 이에 따른 산업화의 대안 강구가 절실함(박상철, 2011).

제3장 노화과학은 삶의 질 향상을 위한 과학기술이다

💎 삶의 질 개념은 건강을 단순한 신체적 건강을 넘어서 보다 포괄적인 개념으로 이해하고 이에 대한 계량적인 측정이 가능하도록 하는 유용한 개념으로 사용될 수 있음(박상철, 1998).

- 보건의료 분야에서 쓰이는 삶의 질 개념은 '건강' 이외에 사회적으로 여러 분야를 포괄하는 논의에서는 다소 협소한 개념으로 생각되며, 개인을 넘어선 사회 전체를 다루는 경우에는 부적절한 개념이 될 수밖에 없음.

  - '삶의 질' 개념이 현실적으로 쓰일 때에는 흔히 사회지표와 연관성이 큼. 1970년대 이후 경제협력개발기구(OECD)를 중심으로 논의되기 시작하였으며, 사회복지표가 발표된 바 있음.

  - 삶의 질 지표가 가지는 주요한 특징은 안전, 건강, 환경, 보람, 정신적 만족감 등 비화폐적 요소를 중시하고, 자산, 소득, 사회환경, 사회 간접자본, 안전 등 축적된 자산, 재화의 질, 배분을 고려하며, 생활의 안정, 주관성과 참여의식, 국제협력 등도 포함됨.

- 삶의 질 향상과 과학기술이 서로 밀접한 연관이 있다는 것은 자명함.

  - 삶의 질은 경제적 부와 물질적 풍요함만으로 달성될 수 있는 것은 아님. 과학기술의 발전은 대량생산을 가능하게 하고 물질적 풍요함을 가져다주었으나, 원하지 않은 부작용도 불가피하게 경험하고 있음. 공해로 인한 환경파괴, 각종 교통수단과 기계장치로 인한 사고와 손상의 증가, 유독물질과 산업사회형 생활양식으로 인한 건강손상 등이 대표적인 부작용이라 할만함.

  - 과학기술의 부작용은 삶의 질에 부정적으로 작용하기 때문에, 과학기술의 발전에는 이와 같은 부작용을 최소화할 수 있는 보완적 사고가 반드시 필요함.

* 적극적으로는 과학기술 자체가 환경, 안전, 건강 등의 측면에서 삶의 질을 향상시키는 도구로 기능할 수 있어야 함. 과학기술 그 자체는 삶의 질을 향상시킬 수도, 또 삶의 질을 손상시킬 수도 있는 '수단적' 성격을 가지고 있으므로 삶의 질을 향상시키기 위한 과학기술을 의도적으로 발전시켜야 한다는 것을 의미함(박상철, 1997).

🔷 시대적 환경의 변화

● 인구구조의 노령화, 사망 및 질병이환 양상의 변화

인구구조 및 이환양상의 변화에 따라 단순한 생명 연장보다는 삶의 질이 강조되고 있음. 특히 노인인구 증가에 따른 인구패턴의 변화, 급성질병이 감소하고 만성질환이 증가하는 등의 질병양상의 변화, 경제적 여유 증가에 따른 생활양식의 변화가 동시에 나타나고 있음.

● 생물, 물리, 화학적 환경 변화.

생물, 물리, 화학적 환경이 급변하고 있으며, 그 주된 변화는 에볼라 바이러스, 에이즈 바이러스 등 신종미생물 출현 / 오존 등 이차오염물질들로 인한 대기오염 심화 / 중금속, 다핵방향족 등의 발암성 대기오염물질로 인한 자연환경 악화 / 수질오염 및 해양오염 사건의 증가 / 식량자원 고갈 / 식품의 오염가능성 증가 / 급증하는 신물질의 산업장, 가정 및 일반환경으로의 유입 / 농축산업에서의 화학약품 사용으로 인한 식품중 화학물질 잔류 가능성 증가 / 에너지 수요 급증 등의 다양하고 복잡한 환경 변화가 초래되고 있음.

● 건강, 안전, 환경과 관련된 문제로 인한 사회적 비용의 증대.

노인복지, 환경오염, 안전사고, 재해 등으로 인한 비용이 증대되고 있음.

- 사고로 인한 사망은 우리나라 전체 사망원인의 3위를 차지하며, 40대 이하에서는 1위를 차지하고 있음. 교통문제, 교통사고로 인한 막대한 사회적 비용 지출이 발생하고 있음.

제4장 노화과학기술의 출현

💎 노화과학은 분자 생물학, 유전학, 의학, 약리학, 식품영양학, 의공학, 의료정보학, 심리학, 체육학, 사회학, 환경생태학 등이 종합적으로 연계되어 노인의 질병을 예방하고 치료할 수 있도록 함은 물론, 개개인의 생리적 기능을 최적으로 유지할 수 있도록 하고, 노인층의 생활환경을 향상시킬 수 있는 기반 기술과 방법을 도출하여 궁극적으로 노인의 삶의 질을 향상하려는 목적을 가진 종합적이고 실천적인 과학임(박상철, 2004).

● 노화과학은 인간중심의 학문으로서 사회발전을 목표로 지향하는 실천적 과학이며, 또한 공익성의 과학이고, 과거의 학제 중심적 경향을 탈피한 다양한 학제들이 협동하여 조화적 발전을 기하는 연계성의 과학임.

💎 노화과학이 추구하는 연구결과의 시급성

● 한국의 역삼각형적인 인구패턴 변화가 이미 시작되었고 2030년경에 최악의 상황이 될 것으로 예측되고 있음. 따라서 이에 따른 노인 관련 문제를 해결하기 위한 본격적 연구가 이미 시작되었어야 함.

  − 노화과학은 지금까지 인간을 질병으로부터 보호하는 수단을 강구하는 차원에서 진행되어온 기존의 의과학 연구와 달리, 인간의 건강과 활성을 유지 또는 증진하는 수단을 강구하는 과학으로써, 이를 통하여 사회 전반의 활력을 증진시킬 수 있음.

  − 21세기 고령사회에 대한 대비는 전 세계 모든 국가들의 공통적 관심사가 되고 있음.

    * 종래와 달리 경제력이 있는 노인들이 나름대로 자기보존을 위해 노력하는 사회가 되면, 나머지 노인층은 그 소외감을 더욱 극심하게 느끼게 될 것이고 이로 인해 초래되는 사회문제는 매우 복잡해질 수밖에 없음.

- 노화과학 연구를 통해 국가적 차원에서 노인생활 향상을 위한
투자와 노인활동을 위한 제도적 장치를 확립하고 아울러 노인
의 기능을 지원하는 각종 의료보조장구를 개발하는 일은 미래
사회를 밝게 하는 주요한 견인차가 될 것임.
- 고령사회에 필수적인 과학기술을 통하여 정립되는 산업을 과거
의 실버산업이라는 이미지에서 보다 능동적 삶을 강조할 수 있
는 의미의 금빛산업으로 전환하여 발전시켜야 함.

◈ 노화과학 프로젝트의 목표

● 노인의 삶의 질 향상
- 노화과학 연구는 단순히 노인의 수명을 연장하는 기존의 일반
적인 통념과 달리, 노인의 의학적, 육체적, 정신적 기능을 최적
으로 유지하고 사회적 활동을 극대화할 수 있도록 보장해주는
방법을 도출함.
- 노인 의료 및 보건 정책을 수립할 수 있는 기반을 제공하는 것임.
- 국민의 육체적, 정신적, 사회적 안정을 도모하고, 나아가서 국
가의 활성을 증진하는 것을 목표로 함.

● 국가 경쟁력 확보
- 노화과학 연구는 장수산업의 기반 기술과 지식이 축적되는 방
향으로 전개되어야 하며, 연구의 결과는 바로 국내 금빛산업에
이관되어 실용화되어야 하며 국내 장수 산업의 국제적 경쟁력
을 확보할 수 있도록 하는 것을 목표로 함.
- 노화과학 프로젝트의 세부적 목표는 노화 관련 질환의 분석, 예
방 및 치료법 도출을 통하여 노인 건강의 증진 / 노화원인 규
명을 통하여 노화 관련 질환 발생원인 또는 질환진행속도를 제
어, 조절하는 기술 개발 / 도출된 기반기술의 실용화를 통한 금
빛산업의 발전 도모 / 노화에 영향을 미치는 생활습관, 영양,
운동 등 생활요인과 환경요인의 교정과 개선 / 노인의 건강을

유지하는 방법과 생활보조기구의 개발을 통하여 자립적인 노인 생활을 도모 / 노인 삶의 질을 향상시킬 수 있는 건강문화의 창출 등으로 정리해 볼 수 있음.

제5장 국가적 과학기술체계 정비 시급

🔲 고령사회 대비 과학기술 프로젝트를 본격적으로 추진하기 위해서는 국가적 추진체계의 확립이 절실하게 요구됨. 고령사회 대비 과학기술의 학문적 다양성, 연계성 및 사회적 실천성을 감안할 때, 이를 종합적으로 기획/관리/추진하는 제도적 장치가 반드시 필요함(박상철, 2004).

- 노인복지법, 과학기술촉진법, 과학기술혁신 특별법, 보건의료기술 진흥법 등에 고령사회 대비 과학기술 관련 연구 지원 조항을 추가하거나 새로운 노화과학추진 입법안을 제정하여야 함.

- 관련부처인 보건복지가족부, 교육과학기술부, 지식경제부, 노동부, 행정자치부, 국토해양부를 망라한 범부처적 매트릭스 연구개발체계 구축이 필요함.

- 국립노화과학연구소의 설립이 필요하며, 지역에는 지역 특성에 맞는 지역노화연구센터 구축이 필요하며 이들을 상호 연계하는 시스템이 필요함.

- 고령친화산업을 보다 능동적인 장수산업으로 개편 추진하여 새로운 시대의 문화적 변화·사회적 욕구를 충족시키고 새로운 거대산업으로 발전하도록 유도하여야 함.

제6장 고령사회 과학기술의 우선 분야

💎 고령사회 과학기술체계를 구축함에 있어서 고려해야 할 세 가지 현상이 있음(박상철, 2004).

- 노화현상과 질병발생과의 관계연구임. 노화되면서 초래되는 각종 노인성 질환으로 야기되는 노화촉진현상의 이해가 중요함. 그러기 위해서 노화 현상에 대한 기초생물학적 연구가 추진되어야 하며, 노인성 질병의 병리 기전에 대한 연구 진흥이 함께 도모되어야 함.

- 죽음과 생체기능장애 또는 지체부자유의 관계연구임. 노화현상의 종말은 죽음으로 직결되며, 그러한 과정에 초래되는 생체기능 장애 또는 지체부자유 현상에 대한 연구는 매우 중요할 수밖에 없음.

- 수명과 삶의 질의 관계연구임. 인간의 궁극적 소망이 수명연장에 있지만, 삶의 질 향상이 수반되어야 하기 때문에 이에 대한 체계적 연구가 필요함.

💎 노화 과학기술 계획을 수립함에 있어서 고려되어야 할 우선순위

- 학문적 우선순위는 노화현상과 질병현상을 구분하고 고령화에 따른 각종 질환의 위험인자 구명과 조기사망이나 질병을 회피할 수 있는 적극적 생체기능 증진방안 연구.

- 경제적 우선순위는 질병에 영향받는 인구층, 즉 이환율의 크기와 장애의 심각성과 삶의 질 향상과 수명연장과의 상관성이 연구되어야 하며, 특정 장애 보정의 경제적·기술적 용이성이 연구되어야 함.

- 사회문화적 우선순위로서는 전통적인 우리나라 고유의 문제가 무엇보다도 중요함. 그리고 미래사회를 대비하고 사회적 욕구도를 충족하는 연구가 추진되어야 함.

◆ 고령사회를 대비하여 실제로 연구개발에 최우선을 두어야 할 연구 주제

- 노화 시스템 연구: 기초생물학적 노화현상 연구를 종합화하고 보다 체계화하기 위하여서는 genomics, proteomics 자료를 총괄화한 systems biology 연구가 절실하게 필요함.

- 세포 가소성, 세포상호관계성, 세포와 기질의 작용 연구: 종래 세포 노화 과정의 고유성이 강조된 상황에서 이제는 노화가 주변 환경과의 관계에 의하여 큰 영향을 받고 있음이 밝혀져 이 분야 연구의 발전이 필요함.

- 노화, 형질전환, 세포사멸 연구: 노화와 암과의 연관성에 대해서는 많은 지적이 있어 왔음에도 불구하고 아직도 본질적인 연구가 크게 부족함. 증식제어와 형질전환 조절의 문제는 생명현상의 가장 중요한 핵심과제임.

- 노화와 면역 연구: 노화에 따른 면역기능 변화는 많은 질병의 요인이 되고 있으며 궁극적으로는 사망의 요인이 됨. 면역기능 증진은 건강 수명연장의 핵심요건임. 따라서 노화에 따른 생체의 면역기능을 유지·보존할 수 있도록 보완해주는 연구는 매우 시급함.

- 노화와 이동성 연구: 노화에 따른 이동성의 저하는 삶의 질의 가장 큰 요인임. 예를 들면 단순히 관절염이라는 이유 때문에 공간적으로 폐쇄되고 활동이 제한되는 삶을 산다는 것은 안타까운 일임. 따라서 노인의 이동성을 보장할 수 있는 의학적 방법과 공학적 각종 보조수단의 개발은 매우 시급함.

- 노화와 감각기능 연구: 노화에 따른 각종 감각기관의 퇴행을 방지하거나 그 기능을 회복해 줄 수 있는 의학적 공학적 방안을 강구하는 연구가 시급함. 나이가 들어가면서 초래되는 시각적, 청각적, 후각적 및 미각적 등의 모든 감각기능을 보조하는 방안이 개발되어야 고령인의 삶의 질을 향유하는 데 도움을 줄 수 있음.

● 노화와 지능형 로봇 연구: 노인들의 삶에 도움을 줄 수 있는 지능형 로봇의 개발은 필수적인 과제임. 노인을 대상으로 하는 생체 모니터링부터 원격시스템과의 연계 및 기초적 서비스를 제공해줄 수 있는 연구 개발은 삶의 질 향상에 중요함. 노인의 경우 가족과 또는 이웃과 떨어져 생활하여야 하는 경우가 많아져 가기 때문에 생활을 도와줄 수 있는 지능형 로봇의 지원은 매우 중요함.

● 노화와 장기보조기구 개발 연구: 노화과정에 따라 퇴행적 변화가 심하게 진행되어버린 경우, 이를 해결하기 위해서는 인공장기 또는 인공 보조장치의 개발이 필요함. 생체의 기능저하를 해결하기 위한 공학적 방법의 개발은 모든 신체 장기에 대하여 시급하며 이러한 연구는 전세계적으로 새로운 산업으로서의 경쟁이 치열함.

● 노화 종적 관찰 연구: 노화종적 관찰연구는 노화연구의 가장 핵심임. 여러 가지 실험동물은 물론, 인간을 대상으로 하여 노화되는 과정을 종적으로 관찰하여 조사연구하는 일은 최우선적 과제임. 특히 변화되는 세상에 대응하여 살아가는 인간의 새로운 변화를 주목하여 시계열적으로 추적연구하는 것은 생물학적, 의학적 관심사만이 아니라 사회적·문화적·정치적 측면에서도 미래예측의 측면에서 매우 중요함.

● 수명과 초장수인 연구: 백세인을 비롯한 초장수인의 연구를 통해서 초고령에서의 인간의 변화를 분석하고 아울러 수명의 결정에 영향을 주는 요인을 밝혀 인간의 장수욕구를 충족할 뿐 아니라, 초고령에서도 보다 향상된 삶의 질을 구가할 수 있도록 지원하는 방안을 강구할 수 있을 것으로 기대함.

  - 고령사회를 대비한 과학기술의 핵심은 생의 최후순간까지 인간의 능력을 최대한 유지할 수 있도록 보장해줌으로써 인간으로서의 존엄성을 지키도록 해주는 것임.

- 사람의 삶의 질을 끝까지 최선의 노력을 다하여 지켜나가는 일이 바로 웰에이징(Wellaging)의 본질임.
- 충실한 생활과 보고 듣고 느끼는 감성을 최대한 유지·보완하고, 자유롭게 이동하고 굴레없는 생활을 할 수 있도록 과학기술이 보장해주어야 함(박상철, 2011).

제7장 새로운 산업의 대두

● 21세기에 들어서면서 노인, 저소득층, 장애인에 대한 지원 개념의 복지정책에서 탈피한 고령친화산업 등 새로운 시각이 도입되고 있음(박상철, 2004).
- 베이비붐 시대의 주역들이 고령화 시대에 진입하면서 질적·양적으로 많은 변화를 사회 및 산업에 요구하고 있음.
- 베이비붐 세대의 특성으로는 대형 소비에 적극적이며, 첨단제품을 선호하고, 교육과 경제에서 높은 수준을 갖추고 있으며 노후를 대비하고 있는 첫 세대로, 비교적 은퇴 이후를 대비하고 있는 세대임.
- 정부 차원에서도 재정 위험 감소 / 저성장 위험 감소를 강구하고, 개인적 차원에서는 건강 위험 감소 / 재무 위험 감소 / 생활 위험 감소를 정책목표로 설정하여, 선택과 집중에 따라 관련법을 제정, 개정하고, 범정부적 추진체계를 구성하여 단계적으로 추진하여 이러한 금빛산업을 수동적 개념인 고령친화산업이라는 개념으로 수용하여 이를 국가 성장동력산업으로 육성하고자하는 기획을 하여야 함.

제8장 제언

　　과학기술이 추구하는 건강하고 안전하고 쾌적한 삶의 보장은 인간의 존엄성과 가치를 유지하고 지키는 데 절대적인 필요조건이다. 특히 사회적 환경의 변화는 노인층 인구의 급증에 따라 이에 대응할 시급한 문제를 야기하고 있다. 따라서 노화과학은 고령사회에서 이러한 인간중심 과학기술의 본질을 유지하는데 반드시 필요한 분야가 된다.

　　따라서 새롭게 대두되는 고령사회 삶의 질 향상을 위한 과학기술은 삶의 질 향상을 위한 과학기술과 노화과학기술이 조화된 새로운 개념의 과학기술로 발전되어야 하며 이러한 측면에서 장수고령사회를 대비한 과학기술은 몇 가지 측면에서 기존의 과학기술체계와 다를 수밖에 없다.

　　첫째, 노화과학기술은 무엇보다도 과학기술의 공급자 위주가 아니라 소비자 위주의 과학기술로 바뀌어야 하며, 이 점에서 주 소비자가 고령층임을 감안하여 장수고령사회를 대비한 과학 기술은 노인들의 일상생활, 삶의 질, 욕구, 심리상태, 건강상태에 적합한 과학기술이 필요하다.

　　둘째, 노화과학기술은 분류체계를 달리하여 추진함이 바람직하다. 보건의료안전을 위한 과학기술, 문화충족을 위한 과학기술, 그리고 생산성 증진을 위한 과학기술로 새롭게 분류해 볼 수 있다. 즉, 보건의료안전을 위한 과학기술은 노인사회에서 늘어나는 각종 재해와 질환뿐 아니라 응급상황에서도 보호-처치 받을 수 있다는 보건상의 안전, 전기-수도-통신-교통 등의 사회적 요건도 보장되어야 한다. 다양한 보건안전이 보장되는 주거 시스템과 u-healthcare가 가동되어야 한다. 또한 문화 충족을 위한 과학기술은 노인들의 취미-여가활동을 보장하고, 노인대학 / 노인 운동을 통한 새로운 교육체계를 확립하여 삶을 구가할 수 있도록 하여야 한다. 그리고 생산성 증진을 위한 과학기술은 정년연장과 고령자 재취업을 강화하며 노-노 케어 사업(노인이 노인을 돕는)과 같은 자조적 활동을 장려하여 연령에 상관없이 생산성 활동에 참여할 수 있도록 보장하여야 한다.

　바로 이러한 목적을 달성하기 위하여서는 무엇보다도 노화에 대한 분명한 인식을 통해서 고령사회를 대비한 보다 능동적인 과학기술 진흥 대책이 필요하다. 과거에 가져왔던 고령자의 기능을 보조·보완해 줌으로써 안락한 삶을 유지해주려는 목적의 고령사회 대비 고령친화산업이라는 개념을 탈피하여, 고령자도 젊은이들과 차별 없이 보다 적극적으로 당당한 삶을 영위할 수 있는 방안을 적극적으로 개발하여 지역사회 발전의 능동적 주체가 될 수 있도록 하는 금빛산업의 개발이 필요하다. 그러하기 위해서는 고령인들이 보다 적극적으로 삶을 영위할 수 있도록 신체를 자유자재로 움직일 수 있고 이동할 수 있도록 보장해주고, 모든 감각기능이 원활하게 작동하여 보고 듣고 맛보고 느끼는 일이 자유로워질 수 있도록 과학기술이 보장해 주어야 하고, 바로 이러한 금빛산업들이 발전하여야 한다.

[참고문헌]

매스 테그마크(2017), Life 3.0.

박상철(1997), 노화종합프로젝트기획 및 노인건강교육프로그램개발. 보건복지부.

박상철(1998), 삶의 질 향상을 위한 과학기술. 국가과학기술자문회의.

박상철(2004), 미래고령사회대비 국가과학기술전략. 한국과학기술한림원.

박상철(2006), 고령사회 삶의 질 향상을 위한 과학기술추진방안. 국가과학기술자
　문회의.

박상철(2011), 노화혁명. 하서출판사.

박상철(2018). 고령화: 과학에서 해답을 찾다. 이슈페이퍼 2017−07, 대한민국의
　학한림원.

노인의학의 필요성

-노인 증후군과 노쇠(Geriatric syndrome and Frailty)-

김창오

연세의대 내과학교실 노년내과

제1장 서론

◆ 현재 국내 65세 이상의 노인인구는 전체 인구 중 10% 이상을 차지하고 있으며, 전체 의료비에서도 노인환자에 소요되는 의료비의 비중이 30%를 상회하는 것으로 보고되고 있음.

- 문제는 이러한 경향이 매우 급속도로 진행되고 있다는 데에 있으므로 이에 대한 대책 마련이 신속하고 제대로 이루어져야 하며 이것은 의료만이 아니라 정치, 경제, 사회, 문화 등 여러 분야에서 서로 관심을 가져야 할 문제임.

◆ 과거 십여 년 전과 비교하여 노인환자 자신이 느끼는 마음가짐이나 삶에 대한 태도 및 관점이 많이 달라졌으며, 또한 노인환자를 치료하고 관리하는 목표도 많이 변화되어 이에 따라 노인의학에 대한 관심이 많아졌음.

- 따라서 저자는 노인의학의 필요성 관점에서 새로운 개념이라고 할 수 있는 노인증후군과 노쇠에 대하여 소개하고자 함.

I. 노인증후군의 정의 및 특징, 임상적 중요성

◆ 항상 노인환자를 대할 때면 느끼지만, 노인환자의 주요 특징 중에 하나 가 만성질환이 많다는 것에 있음.

● 이러한 만성질환이 동반되어 서로 영향을 주면서 합병증 및 후유 증이 생길 수가 있으며, 기존의 만성질환에 새로운 질환이 가미되 면서 더욱 복잡해질 수 있음.

● 또한 노화에 의하여 노인 특유의 질환이 발현되어 추가되면 노인 이라는 하나의 개체에 질병다발성(multiple pathology)이 생겨날 수 있고, 결국 이로 인해 노인환자 특유의 문제가 발생하게 됨<그림 1.1>.

〈그림 1.1〉 노인의 질병 다발성(multiple pathology)

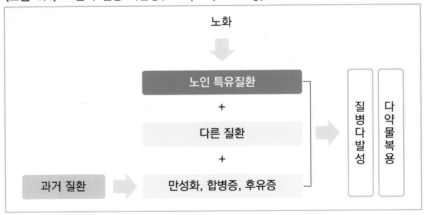

◈ 외국에서는 노인의학의 개념 및 특징에 대한 중요한 요소를 얘기하는 데 있어 다음과 같은 내용이 있음.
"Medical conditions in older patients are commonly chronic, multiple and multifactorial."
바로 이 내용에서 이번에 논의하고자 하는 노인증후군의 정의가 포함되어 있음.

◈ 노인증후군이란 개체의 항상성(homeostasis)이 상대적으로 저하가 된 노인에서 여러 장기 및 기관의 장애(disability)가 점차로 누적되면서 발생되는 것으로써 다인자성 건강상태(multifactorial health conditions)를 의미함.

● 노인증후군의 특징은 여러 인자가 서로 결부되면서 연관되지만 하나의 증상표현으로 나타난다는 것이 중요함.
– 기존에 알고 있는 증후군과 노인증후군의 차이점은 기존의 증후군은 하나의 원인이나 기여인자에 의하여 여러 개의 다양한 증상이 발현되지만, 노인증후군의 경우 복수 이상의 다양한 원인이나 기여인자에 의하여 발생하며 이로 인한 증상은 유일한 하나의 증상으로 나타난다는 점임.
● 즉 노인증후군의 특징은 여러 인자가 서로 결부되면서 연관되지만 하나의 증상표현으로 나타난다는 것이 중요함.

◈ 노인증후군으로 섬망(delirium)을 예로 들 수 있는데, 섬망이란 인지기능의 저하가 갑자기 발생되고 하루 중 증상의 변동이 있으면서 가역적인 변화를 보이는 것이 특징임.

● 이러한 특징적인 인지기능의 저하가 단일한 증상표현으로 나타나는 섬망의 원인 및 관련된 기여인자는 매우 다양함.
– 예컨대, 고령, 수면장애, 감각기능의 저하 및 치매 등의 기저질환의 악화 그리고 다약물 복용, 탈수 등을 들 수 있음.

- 이러한 다양한 원인 및 기여인자들이 서로 복합적으로 작용하여 섬망이라는 증상을 나타나게 됨.

● 이러한 노인증후군의 다른 예로써 노쇠, 낙상, 수면장애, 어지러움, 실신, 욕창, 요실금 등을 들 수 있는데, 이러한 노인증후군들은 노인환자에 있어서 기존 질환과는 특화되고 차별화되어 있으므로 기존 질환의 진단 및 치료로는 접근하기에 여러 제약 및 한계가 있을 수 있음.

◈ 노인증후군은 노인환자에서 실제로 발생률 및 유병률이 높으며, 또한 한 명의 노인환자에서 여러 개의 노인증후군이 동시에 중복되어 나타날 수 있음.

● 또한 노인증후군이 제대로 치료 및 관리가 되지 못하면 곧바로 장애(disability)로 이어질 수 있으며 따라서 노인환자의 삶의 질이 저하가 될 수 있기에 결국 노인환자의 예후에 악영향을 끼치고 사망으로 이어질 수 있음.

II. 노인 증후군과 만성질환과의 병발

◈ 1995년 발표된 국내자료에 의하면 만 60세 이상의 노인 2천여 명을 대상으로 하였을 때, 3개월 이상 지속된 만성질환이 85.9%이었으며, 두 가지 이상의 만성질환을 가지고 있는 경우도 56.8%나 되었음.

● 만성질환의 종류로는 근골격계 질환과 연관 있는 경우가 가장 많았으며, 그 다음으로 소화기계, 심혈관계 등의 순이었으며, 다른 연구자료를 보아도 국내 노인에서 만성질환의 유병률은 매우 높다는 것을 알 수 있음.

● 이러한 만성질환은 단순히 질환자체로서의 의미도 가지고 있지만, 노인환자에게는 일상생활의 기능을 저하시키고 이로 인하여 삶의 질이 떨어질 수 있다는 것 때문에 이의 중요성이 더욱 강조됨.

● 외국자료이긴 하지만, 65세 이상의 노인환자에서 일상생활 기능

의 저하와 가장 연관성이 있는 경우는 연령, 성별, 교육을 받는 정도보다 만성질환의 유무였음.

- 또한 연구기간 동안 새로이 진단되는 만성질환의 개수가 많아질수록 일상생활의 기능이 더욱 저하되었으며, 특히 치매, 파킨슨병 등과 같은 정신신경계 질환이 있는 경우와 체중이 저하되는 질환이 있는 경우에 상대적으로 기능이 저하되는 정도가 더욱 심하였음.

◆ 한편, 노인증후군의 경우 연구가 많지는 않지만, 노인증후군이 기능 저하 및 장애에 끼치는 영향을 연구한 자료에 의하면 연령이 많을수록, 여성인 경우, 결혼을 하지 않은 경우 그리고 교육수준이 낮을수록 노인증후군의 빈도가 많아지며, 또한 연령이 많을수록 노인증후군의 동반되는 개수가 많아지는 것으로 보고하고 있음.

● 또한 80세 이상에서 노인증후군의 유병률을 조사하였을 때, 인지기능의 저하는 55%, 낙상 44%, 실금 39%, 체질량지수(Body Mass Index)의 감소는 52%, 어지러움 36%, 시력 저하 48%, 청력 저하는 38%에 이르는 것으로 파악되었음.

● 그리고 노인증후군을 이미 가지고 있는 노인환자인 경우에는 인지기능, 체질량지수 및 시력의 저하가 동반되는 경우가 상대적으로 많았음.

● 특히 기존에 노인증후군을 가진 노인환자의 경우, 증후군 개수가 많을수록 기능장애가 더욱 빈번히 발생하는 것으로 보고되었음.

- 이러한 결과는 환자의 성별, 교육수준 등 기본 인적사항 및 동반된 만성질환의 유무와 상관없이 나타난 것으로써 노인증후군이 기능장애에 직접적으로 영향을 끼치는 정도가 생각보다 크다는 것을 보여줌.

- 결국 노인증후군이 노인환자에서 삶의 질 저하에 직접적으로 연관된다는 것을 알 수 있으며 궁극적으로 노인증후군의 관리

및 예방이 노인환자에게서 매우 중요함을 보여주는 것임.

🔹 만성질환과 노인증후군의 직접적인 연관성을 연구한 자료를 보면 만성질환이 하나라도 있으면, 이 중 25% 이상에서 노인증후군을 적어도 하나 이상 동반되어 있는 것으로 보고되었음.

  ● 특히 심부전이 다른 만성질환에 비하여 유병률은 낮지만, 심부전을 가진 노인환자에서는 상대적으로 노인증후군의 빈도가 높았으며, 특히 2가지 이상의 노인증후군이 동반된 경우가 많았음.

🔹 따라서 기존의 만성질환에 국한된 노인환자의 치료 및 관리로는 실제 노인환자를 돌보는 데에 많이 부족하므로 앞으로는 노인증후군을 고려한 노인환자의 치료 및 관리가 필요함.

  ● 또한 노인증후군에서 공통적으로 공유될 수 있는 위험인자 및 기전을 연구함으로써 실제 임상에서 유용적으로 사용할 수 있도록 관심을 가지고 지속적으로 노력해야 함.

III. 노쇠의 정의 및 노인증후군과의 연관성, 진단기준

🔹 노쇠란 여러 장기와 기관에 작용하는 생리적인 저장능(physiological reserves)의 전반적인 저하 및 소실로 말할 수 있다. 노쇠는 대내외적 스트레스 인자에 대한 반응으로 나타나는 증상의 표현이며 생리적, 신체적, 정신적인 항상성 저하의 소견임.

  ● 일부 자료에 의하면 75세 이상 노인의 경우 약 20~30%가 노쇠에 해당하는 것으로 알려져 있으며, 노쇠가 발생하면 노인증후군이 병발될 위험성이 커지고, 일상생활 유지에 있어 타인으로부터의 의존성이 커질 수 있음.

  ● 노쇠가 악화되면 비가역적인 장애가 발생되어 이로 인한 입원이 증가할 수 있으며, 완전한 회복이 어려워 요양원으로의 전원 등으

로 노인환자의 삶의 질이 저하되며 궁극적으로 사망률이 증가하게 됨.

🔷 노쇠는 연구자에 따라 노인증후군이 발생하고 난 이후 장애(disability) 등 다음 단계로 이행되기 이전에 위치해 있는 것으로 노인증후군과는 별개의 독립적인 질환으로 말하거나(노인증후군의 발현 → 노쇠 → 장애, 의존성 악화, 사망), 또는 노인증후군 중 일부에 속하는 질환으로 주장하는 경우도 있음.

  ● 하지만 후자의 경우에 있어서도 노쇠를 노인증후군의 핵심으로 다룰 정도로 다른 노인증후군보다 중요하며 노인환자의 치료 및 관리에서 매우 필수적인 요소임.

🔷 노쇠의 진단기준으로는 Fried가 제안한 것을 많이 이용하는데 체중감소, 극도의 피로감, 근육 허약, 보행속도, 신체활동의 5가지 기준 중 3가지 이상이 합당할 경우를 노쇠로 정의하며, 자세한 내용은 표 및 참고문헌을 통해 확인할 수 있으나 신체활동 척도에서 설문조사를 통해 이루어져야 하는데, 기존의 설문조사는 국내 현황에 맞지 않고 그대로 번역되어 온 경우가 있으므로 이에 유의해야 함〈표 1.1〉.

  ● 보행속도, 의자 기립, 탄뎀(tandem) 균형 측정의 간단한 5분 수행 능력 검사로도 입원의 위험, 건강 및 기능 상태 악화를 예측할 수 있어서 노쇠의 잠재적 검사방법으로서 제시할 수 있으며, 최근에는 학회 등을 통하여 국내 현실에 맞는 그리고 보다 체계화 되고 간편한 측정도구를 이용하는 방법이 연구되고 있음.

▼ 〈표 1.1〉 노쇠의 진단 기준: Women's Health and Aging Studies(WHAS) and Cardiovascular Health Study(CHS)

Characteristic	WHAS	CHS
Weight loss	BMI <18.5 or Weight at age 60 minus weight at exam $\geq$10% of weight at age 60	Lost >10 pounds unintentionally in last year
Exhaustion	Any of: Low usual energy level ($\leq$3) Felt unusually tired in last month Felt unusually weak in last month	Either of: Felt that everything I did was an effort in last week Could not get going in last week
Slowness	Walking 4 m (speed) in: $\leq$0.65 m/s for height $\leq$159 cm $\leq$0.76 m/s for height $>$ 159 cm	Walking 15 feet (time) in: $\leq$7 seconds for height $\leq$159 cm $\leq$6 seconds for height $>$ 159 cm
Low activity level	$<$90 kcal of physical expenditure on activity scale (6 items*)	$<$270 kcal of physical expenditure on activity scale (18 items†)
Weakness	Grip strength of the dominant hand: $\leq$17 kg for BMI $\leq$23 $\leq$17.3 kg for 23$<$ BMI 26 $\leq$18 kg for 26$<$ BMI 29 $\leq$21 kg for BMI $>$29	Grip strength of the dominant hand: $\leq$17 kg for BMI $\leq$23 $\leq$17.3 kg for 23$<$ BMI $\leq$26 $\leq$18 kg for 26$<$ BMI $\leq$29 $\leq$21 kg for BMI $>$29

* Walking for exercise, moderately strenuous household chores, moderately strenuous outdoor chores, bowling, regular exercise, dancing.
† Walking for exercise, moderately strenuous household chores, mowing the lawn, raking the lawn, gardening, hiking, jogging, biking, exercise cycle, dancing, aerobics, bowling, golf, singles tennis, doubles tennis, racquetball, calisthenics, swimming.
BMI = body mass index; exam = examination.

IV. 노쇠의 임상적 중요성 및 관련 인자

◆ 노쇠의 유무도 중요하지만 노쇠 전후의 단계에 따른 임상양상도 매우 중요함.

● 노쇠의 진단기준에 따라 노쇠(frailty), 전노쇠(prefrailty), 건강한 상태로 나누었을 때, 낙상의 발생, 일상생활기능(activities daily of living) 장애의 정도, 보행능력의 저하 등이 순차적으로 증가함이 보고되었고, 입원 및 사망률도 노쇠의 진행 정도에 따라 유의하게 변하는 것으로 알려져 있음.

◆ 앞서서 노쇠를 통하여 노인환자의 예후를 파악할 수 있다고 하였는데, 구체적으로는 급성 질환이나 손상, 치료적 시술이나 수술 이후의 노인환자의 임상 평가에 노쇠의 진단이 평가도구로써 도움이 될 수 있음.

● 실제 노인환자의 경우 특정 질환의 임상적 단계(clinical stage)의 판단도 중요하지만 전체적인 노인환자의 평가가 필요한데, 이를 위하여 노쇠의 진단기준을 적용할 수 있음.

● 최근에 노인환자에서도 임상시험의 진행이 많이 이루어지고 있는 상황에서 기존의 일반환자 평가기준에 더하여 노인환자 특유의

평가기준으로써 상기의 노쇠 진단기준을 적용한다면 보다 현실적이고 실제적인 결과를 도출할 수 있으며, 노인환자에 대한 정확한 판단에 도움이 될 수 있음.

- IL-6 및 CRP와 같은 염증 인자들이 노화와 연관되어 있는 연구를 토대로 노쇠와의 연관성에 대하여 활발히 이루어지고 있음.

  - 또한 염증인자가 신체 활동이 활발한 노인에서는 저하되어 있지만, 기능 상태가 좋지 않은 노쇠한 노인에서의 상승된 소견은 운동 요법으로 노쇠를 치료할 수 있다는 근거로 제시할 수 있음.

  - 그리고 항-사이토카인 혹은 항-사이토카인 수용체 항체를 이용한 항염증요법으로 노쇠의 중재 가능성을 보여줄 수 있는 것으로 할 수 있지만, 염증인자의 변화가 노쇠의 원인인지 혹은 결과인지에 대하여 보다 많은 연구가 필요함.

V. 노인증후군의 치료 및 관리

- 노인증후군의 원인 및 기여인자가 많이 있고 서로 복합적으로 작용할 수 있으므로 이의 치료 및 관리가 쉽지 않은 게 현실이며, 기존의 질환이나 증후군의 경우에서는 원인 및 이에 기여하는 인자들을 찾아내어 이를 교정하거나 보완하는 것이 기존의 치료적 접근이라면 노인증후군의 경우는 꼭 그렇지 않음.

  - 다양한 원인 및 기여인자들이 복합적으로 작용하여 나타나는 단일한 증상이 노인증후군이기 때문에 이러한 인자들의 교정 및 수정이 실제로는 어려울 수밖에 없기 때문에, 노인증후군의 원인을 알기 위한 진단적 접근은 비용효과적이지 않고 도리어 환자에게 부담이 되며 질환 자체를 악화시킬 수 있는 요인이 될 수도 있음.

  - 따라서 정확한 원인 규명이나 질환의 규명이 없더라도 발현되는 증상에 대한 우선적인 치료적 접근이 보다 현실적인 방안일 수 있

는데, 다만 발현된 노인증후군이 특정 원인에 의한 이차적인 증상의 표현일수도 있으므로 이러한 경우에는 필히 일차 원인을 제거해야만 함.

● 실제 노인증후군에 대한 치료 및 관리에 있어 각각의 상황에 맞는 치료법이 필요하지만 여기에서는 전반적인 접근법만 소개하고자 함.

  ● 먼저 노인환자의 포괄적 평가를 실시하여 노쇠를 일으킨 인자를 탐색하는데, 노인증후군에서는 특징적으로 질환발생에 보다 많이 기여하는 인자들 중 고령(old age), 기본적인 인지기능의 저하(baseline cognitive impairment), 기본적인 신체기능의 저하(baseline functional impairment), 활동기능의 저하(impaired mobility) 등이 중요하고 주시해야 할 인자들임.

  ● 따라서 이들의 평가 및 관리방안이 실제 노인증후군의 치료에 있어서 중요하며, 즉 보다 건강한 상태에서 적절한 신체, 인지기능의 평가를 주기적으로 시행함으로써 향후 저하될 수 있는 요소를 제거하거나 보완할 수 있도록 해야 함.

  ● 그리고 인지기능, 감정, 의사소통, 운동 및 평형, 기능, 영양, 사회 및 환경자원 등 의학적, 사회적 인자에 대하여 살펴봐야 함.

  ● 노쇠는 많은 인자에 의해 이루어지기 때문에 의학적인 것뿐 아니라 사회적 인자, 가족 관계 등 여러 다양한 측면에 대한 접근이 필요함.

● 노인환자가 입원하여 어쩔 수 없이 침상안정이 필요하더라도 될 수 있으면 신속하게 움직일 수 있도록 배려하고 격려하도록 해야 노인증후군을 치료하고 조기에 예방할 수 있음.

  ● 실제 발생되고 악화된 노인증후군의 경우에도 특정 약물이나 치료가 중요하지만 신체적 기능에 대하여 적절한 평가와 관리를 진행해야 새로운 노인증후군의 발생이나 기존 노인증후군의 악화를

차단할 수 있음.

◆ 노쇠의 경우 진단 기준에도 나와 있듯이 신체적 활동 및 기능의 중요성이
강조되기 때문에, 실제 치료적 접근에 있어서도 근력의 유지 및 적절한 영
양 공급과 이의 보완이 무엇보다 중요함.

● 따라서 노인환자의 경우 규칙적인 유산소운동과 더불어 근력을
유지하거나 강화할 수 있는 운동요법이 필요하며, 특히 하지의 근
력을 유지하는데 신경을 써야 함.

제3장 결론

I. 노인증후군을 위한 앞으로의 접근전략

◆ 노인증후군을 진단하거나 치료하기 위해서 앞으로 보다 많은 연구와 노력
이 필요하며, 특히 인종 및 국가마다 상황이 조금씩 다르기 때문에 국내
현실에 맞은 노인증후군의 현황 및 진단기준 그리고 치료전략에 대하여 지
속적인 관심 및 연구를 진행할 필요가 있음.

◆ 임상적으로 예비조사를 통하여 근거 중심의 진단 기준 및 가이드라인을 마
련해야 하고, 지속적으로 이의수정 및 보완을 하도록 진행해야 함.

● 또한 실제 임상에 적용할 수 있도록 진단 및 치료를 향상시킬 수
있는 전략들을 개발해야 하며, 임상적용에 따른 경험을 공유할 수
있도록 함.

● 연구에 있어서도 노인증후군의 치료를 위하여 기존 또는 새로운
약제의 효과를 입증할 수 있도록 노력하며, 실제 예후를 향상시킬
수 있도록 운동요법이나 영양요법의 상세한 지침을 마련해야 하

며, 상기 전략들의 통합적 운영전략이 필요하고, 노인증후군의 기본적인 병리, 생리학적인 인과관계를 규명하며 보다 적극적이고 효과적이며 안전한 전략의 구성이 필요함.

- 정책적으로도 노인증후군의 연구는 필요할 수밖에 없으므로 지속적인 관심과 국가적인 지원체계의 마련이 필수적이며 또한 다양한 학문을 아우르는 다학제 간의 접근이 요구됨.

◈ 노인증후군이란 현재 의사 입장에서 노인환자를 치료하고 돌보는 하나의 전략적인 접근방식으로써 중요하지만, 실제 본인 자신이 앞으로 나이가 들어감으로써 필연적으로 다가올 수밖에 없는 질환이므로 향후 본인의 삶의 질이 보장된 미래를 위한 대비책으로 꼭 필요하며 간과할 수 없는 주제로 생각됨.

[참고문헌]

2012 국민건강통계 국민건강영양조사 제5기 3차년도 보건복지부 질병관리본부 (2013).

유형준(2008), 노인병이란 무엇인가? 노인병 12(2): 61−7.

서미경(1995), 한국 노인의 만성질환 상태 및 보건의료 대책. 한국노년학 15(1): 28−39.

Cigolle CT. Lang KM, Kabeto MU, Tlan Z, Blaum CS. Geriatric conditions and disability: The health and retirement study. Ann Intern Med 2007;147:156−64.

Fried LP, Tangen CM, Walston J, et al; Cardiovascular Health Study Collaborative Research Group. Frailty in older adults: evidence for a phenotype. 2001;56A:146-56.

Fulop T, Larbi A, Witkowski JM, McElhaney J, Leob M, Mitnitski A, et al. Aging, frailty and age−related diseases. Biogerontology 2010;11;547−63.

Inouye SK. Delirium in older persons. N Engl J Med 2006;354(15):1157−65.

Inouye SK, Studenski S, Tinetti ME, Kuchel GA. Geriatric syndromes: Clinical, research, and policy implications of a core geriatric concept. J Am Geriatrir Soc 2007;55:780−91.

Lee PG, Cigolle C, Blaum C. The co−occurrence of chronic diseases and geriatric syndromes: The health and retirement study. J Am Geriatr Soc 2009;57:511−16.

Liao CD, Tsauo JY, Wu YT, Cheng CP, Chen HC, Huang YC, et al. Effects of protein supplementation combined with resistance exercise on body composition and physical function in older adults: a systematic review and meta−analysis. Am J Clin Nutr. 2017;106(4):1078−91.

Martínez−velilla N, Cadore EL, Casas−herrero Á, Idoate−saralegui F, Izquierdo Mikel. Physical activity and early rehabilitation in hospitalized elderly medical patients: Systematic review of randomized clinical trials. J Nutr Health Aging 2016;20(7):738−51.

Morley JE. Developing novel therapeutic approaches to frailty. Curr Pharm

Des 2009;15(29):3384−95.

Statistical Database: Population [Internet]. Seoul: Statistics Korea; [cited 2018 Apr 22]. Available from:http://kostat.go.kr/portal/eng/index.action [Internet].

Topinkova E. Aging, disability and frailty. Ann Nutr Metab 2008;52:6−11.

Wolff JL, Boult C, Boyd C, Anderson G. Newly reported chronic conditions and onset of functional dependency. J Am Geriatr Soc 2005;53:851−5.

고령인구에 특화된 과학기술

정경렬

한국생산기술연구원 웰니스융합기술개발단

제1장 고령화와 과학기술의 역할

I. 고령화에 대응하는 과학기술 동향

◆ 바람직한 고령화

● '고령자'의 비중이 급격히 커지면서 경제적, 문화적, 정치적, 사회적인 다양한 측면에서 중요한 역할을 하게 될 것으로 전망.

　　– '고령자'의 삶의 질에 대한 욕구를 파악하고, 그 욕구들을 보다 효과적으로 충족시켜주고 사회구성원으로서 활동할 수 있기 위한 사회적 시스템을 만들어가는 노력이 필요.

● 고령화는 모든 사람에게 보편적이고 불가피하며 돌이킬 수 없는 과정.

　　– 바람직한 고령화는 '건강한 고령화(Healthy aging)', '성공적 고령화(Successful aging)', '활기찬 고령화(Active aging)'라는 세 가지 상호 연관된 측면을 포함.

　　– 건강한 고령화: 고령화에 따른 노인질환이나 장애의 예방 및 기능 손실에 대한 보상, 독립 생활능력의 제고, 개호전달시스템의 확충 등.

　　– 활기찬 고령화: 정보통신, 교통수단, 주택 및 공공공간의 안전성, 접근성, 편의성을 도모하여 고령자의 사회 활동 참여기회를 확대하고 기동성을 확보.

　　– 성공적 고령화: 경제활동 환경의 연령친화성 제고, 정년제도 등 취업에서의 연령 차별법의 제거, 유연하고 참여적인 작업조직 방식의 개발 확산, 고령자의 작업능력 제고를 위한 평생학습 및 훈련 체계, 그리고 연령 중립적인 생산기술 개발 등.

　　– 과학기술이 상기의 목표를 성취하는 데 필수적인 환경과 하부구조를 제공하는 지렛대 역할을 할 수 있다는 사실을 인식.

〈그림 2.1〉 과학기술 기반 고령화의 비전

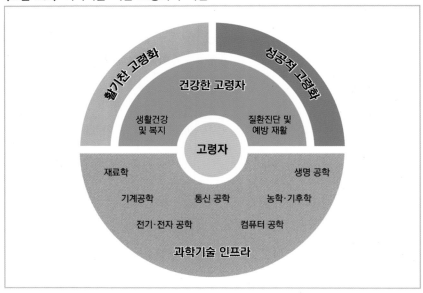

● 고령화에 대응하는 과학기술

   ● 삶의 질을 중시하는 라이프 스타일, 난치병 극복, 저출산·초고령
     화 사회, 제조업 혁명 등과 같은 사회 이슈는 과학기술과 긴밀하
     게 연결되어 있음.

     − 최근 4차 산업혁명의 핵심 동인이 되고 있는 '디지털 트랜스포
       메이션'의 트렌드는 공간, 시간과 인간을 디지털화하는 기술과
       디지털화된 가상의 세계에서 예측과 맞춤을 통해서 현실을 최
       적화하는 아날로그화 기술을 양축으로 사회전반에 걸쳐 빠른
       속도로 삶의 환경을 바꾸어 갈 것임.

     − 전통적인 재료학, 기계공학, 전기·전자공학뿐만 아니라, 디지
       털 기술의 급속한 발전과 함께 적절한 정책적 대응으로 삶의
       질을 높이고 동시에 새로운 경제적 도약을 이어나가야 함.

- 건강장수시대 구현과 삶의 질 향상을 위해 난치성 질병극복, 환자 맞춤형 의료서비스 실현, 저출산·고령화 대응 강화 등 3개 세부과제를 추진하고, 21개 기술을 중점 육성기술로 선정하여 집중 투자.
  - <표 2.1>은 21개 국가 중점 과학기술 중에서 저출산·고령화 대응을 위한 기술을 보여줌.

〈표 2.1〉 제3차 과학기술기본계획('12-'17)의 저출산·고령화 관련 중점 육성 기술

과제	기술명	주관부처
저출산· 고령화 대응 강화	생활 및 이동 지원기기기술	복지부, 미래부, 산업부, 식약처
	신체기능 복원기기기술	
	재활치료기술	
	모바일 원격진료기술	
	건강관리서비스기술	
	불임 난임 극복기술	

- 일본에서는 제5기 과학기술기본계획('16~'20)은 ICT를 최대한 활용하여 사이버 공간과 현실세계를 융합하여 풍요로움을 가져다주는 「초스마트 사회」를 미래 사회상으로 정하고, 저출산·초고령화 사회에 대응하고 지속가능한 사회를 만들기 위한 3가지 전략을 제시.
  - 세계최첨단 의료기술로 산업경쟁력을 향상하고 경제성장에 기여.
  - 지속가능한 도시 및 지역사회 기반 구축을 통한 원활한 일상생활 지원.
  - 한정된 재원과 인재를 활용하는 효율적·효과적인 인프라 대책 마련.

Ⅱ. 고령인구를 위한 과학기술

● 과학기술을 바탕으로 고령자에게 유익한 제품과 서비스를 개발하기 위해서는 고령자의 속성을 이해하는 것이 무엇보다도 중요함.
   - 고령자는 물론이고 인간은 기본적으로 불완전한 인지능력과 기억력을 가지고 있고, 내재적(무의식적)인 사고와 습관적인 행동이 90% 이상을 차지함.
   - 한편으로는 사람의 몸은 완벽한 자기방어력을 보유하고 있는 면역체임.
   - 인문학과 과학기술의 융합적 방법을 이용해 이러한 사람의 속성과 고령자의 사고와 행동패턴을 이해함으로써 편리하고 수용성이 고려된 제품과 서비스가 가능해질 것임.

● 고령인구에 특화된 과학기술영역을 활용되는 영역을 기준으로 크게 생활건강 및 복지의료영역과 질환의 진단, 치료 및 재활 영역으로 구분해 볼 수 있음. 즉,
   - 생활건강 및 복지 영역에서는 건강한 고령자를 대상으로 일상생활에서의 예방건강, 생활 지원 및 복지 서비스 등을 위한 과학 기술이 적용된 제품과 서비스를 제공하게 되고
   - 질환의 진단, 치료 및 재활 영역에서는 노인성 질환을 중심으로 진단, 치료 및 재활에 필요한 각종 기기와 서비스 제공을 위한 일련의 활동이 이루어지게 됨.

〈표 2.2〉 바람직한 고령화를 위한 과학기술의 역할

건강한 고령화 영역 항목	생활 건강 및 복지 영역(웰니스)	질환 진단, 예방 및 재활 영역(메디칼)
대상	• 독립적으로 일상생활이 가능한 건강한 고령자	• 신체적·정신적 기능 저하 되었거나 질환이 있는 고령자
목적	• 예방 건강을 위한 생활 습관 유지 • 생활환경 안전 및 편의성 제고 • 여가·오락 및 사회적 소통 등	• 질환 원인 규명, 조기 진단 및 예방 • 개인 맞춤형 처방 및 치료 • 재활 및 신체 기능 보조 또는 지원
과학기술 인프라의 역할	• 바이오 기술, 디지털 기술 등을 바탕으로 개인 건강, 생활환경 및 여가 레저 관련 기기 및 서비스 제공	• 공학과 의학 연구를 바탕으로 진단기기, 치료기기, 재활기기 및 연관 의료 서비스 제공
연관 과학기술 분야	• 생명과학(유전자공학, 뇌과학 등), 의학, 간호학, 농학, 기후학, 스포츠과학, 재료학, 기계공학, 전기전자공학, 컴퓨터공학 및 통신공학 기술 등	

● 바이오 기술의 혁신과 디지털 기술의 비약적인 확산은 개인맞춤형 의료서비스에 대한 관심과 발전을 가속시키고 있음.
  − 의료산업 패러다임은 질병의 예방, 진단 및 치료 중심에서 사전예방과 생활 속에서의 습관개선을 통한 건강관리와 삶의 질을 추구하는 방향으로 변화하고 있음.
  − 특히, 고령자의 경우에는 전반적으로 저하된 신체적, 정신적 기능과 노인성 질환으로 인해 각별한 관심과 배려가 필요함.

Ⅰ. 생명과학 분야

● 유전공학, 뇌과학 등의 연구 분야에서는 퇴행성 뇌질환과 같은 치명적인 질병에 대해서 예방, 원인규명, 조기진단 및 치료제 개발을 위한 활발한 연구가 진행되고 있음.

《그림 2.2》 알츠하이머 병의 존재와 진행에 따른 뇌 스캔 사진.

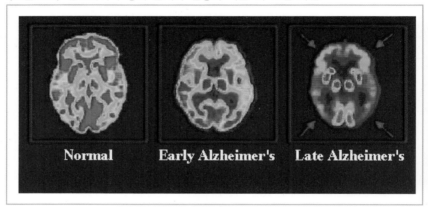

출처: conspiracynews.

- 구글, 페이스북, 아마존을 비롯한 글로벌 인터넷 기업들이 뇌과학 연구에 집중투자하고 있고, 구낸에서는 '치매예측, 뇌지도 구축 및 치매 조기 진단 방법 확립' 등의 연구가 진행됨.
- 뇌기능의 이해를 바탕으로 인간기능 시스템을 위한 연구와 뇌질환을 극복하기 위한 연구가 활발히 진행되고 있고 뇌의약학(예방과 치료)분야와 뇌과학(공학적 응용)분야로 과제가 형성되고 있음.

II. 기계공학 및 재료공학 분야

● 고전적인 공학 분야이면서도 다양한 응용 영역으로 확산되어 있
  으며 고령자의 생활 건강, 복지, 질환의 예방 진단 및 치료 등의
  광범위한 영역에서 기여하고 있음.
  − 특히, 신체적 기능이 저하된 고령자의 일상생활 지원에 필수적
    인 신체활동 보조, 간단한 이동 수단, 자동화 시스템 등에 사
    용됨.

〈그림 2.3〉 고령자 보행보조기구

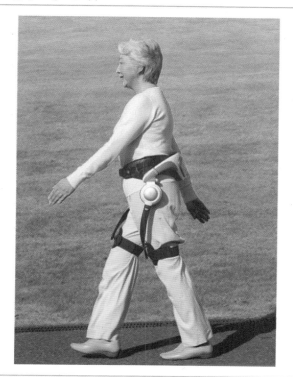

출처: 일본 국립장수의료연구센터.

<그림 2.4> 노인요양소 치료 물개 로봇 '파로'

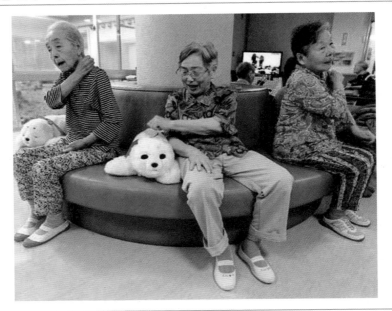

출처: 중앙일보.

● 전형적인 기계공학 응용영역인 로봇 분야에서도 다양한 고령친화
  형 로봇이 소개되고 있음.
  － 우선 사람들이 하기 싫어하거나 더러운 일을 대신 해주는 로
    봇, 과도한 육체노동 또는 단순 반복적인 작업을 대신 해주는
    근력증강 로봇 등이 등장함.
  － 독거노인들의 야외 활동을 지원하기 위해 모빌리티를 지원하는
    로봇, 치매 예방을 위해 노인과 소통할 수 있는, 심리치료용 애
    완 로봇 등의 시장이 크게 열릴 것으로 전망됨.
● 기타 사례

〈그림 2.5〉 University of Hertfordshire 로봇 장갑

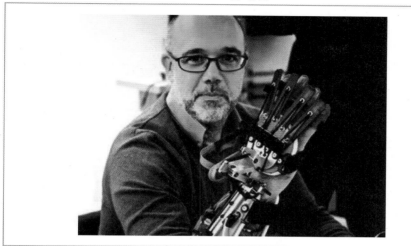

출처: 로봇신문.

- 뇌졸중 환자들이 집에서 사용할 수 있는 손 재활 로봇을 개발,
  환자의 진행 상황을 모니터링하고 평가할 수 있도록 센서가
  장착.

〈그림 2.6〉 University of Texas at Austin에서 개발한 HARMONY

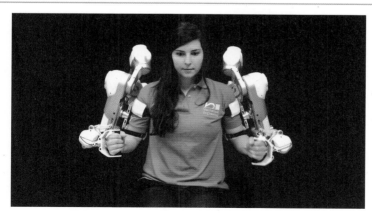

출처: 선린대학 물리치료과.

– 두 팔을 가진 외골격 재활 로봇. 척추 및 신경 손상으로 고통을
받는 환자들에게 데이터 기반의 새로운 고품질 치료법을 제공
하기 위해 개발. 이 로봇은 환자의 신체 크기에 맞춰 조절될 수
있을 뿐만 아니라 개별 환자의 치료 필요성에 기초하여 부드럽
거나 딱딱하게 프로그래밍할 수 있음.

〈그림 2.7〉 WALKBOT

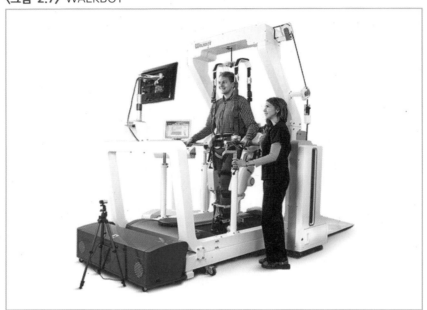

출처: http://walkbot2015.cafe24.com/introduction.

– 운동 장애 환자에 대한 로봇 보조보행 훈련시스템. 뇌졸중, 뇌
종양, 다발성 경화증, 뇌성마비와 같은 질환의 다양한 원인과
자연스러운 보행 패턴 제공. 보행 훈련 치료란 것을 인식하지
않도록 흥미로운 3차원 증강 현실 운동 게임 제공.

Ⅲ. 전기·전자 및 정보통신 공학

● 전기·전자 회로 집적화 및 나노 공학 접목을 통해 착용성과 편의
성이 강화된 신체기능 보조 또는 지원 기기 등장.
  - 청력 기능을 복원해주는 인공 고막, 인공 심장 등과 같은 인공
    장기 등 최첨단 고령 친화형 기기 및 연관된 서비스가 가능해짐.

〈그림 2.8〉 당 측정센서 장착된 콘택트 렌즈

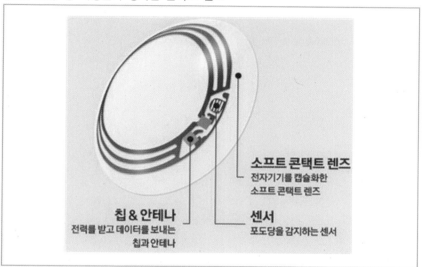

출처: https://blog.naver.com/PostView.nhn?blogId=iotsensor&logNo=
220707499166&proxyReferer=https:%2F%2Fwww.google.co.kr%2F.

〈그림 2.9〉 인공 고막 '와우'

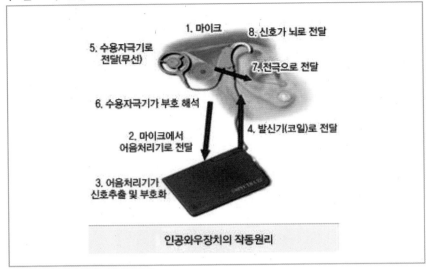

1. 마이크
8. 신호가 뇌로 전달
5. 수용자극기로 전달(무선)
7. 전극으로 전달
6. 수용자극기가 부호 해석
2. 마이크에서 어음처리기로 전달
4. 발신기(코일)로 전달
3. 어음처리기가 신호추출 및 부호화

인공와우장치의 작동원리

출처: 세브란스병원 이비인후과.

● 디지털화 기술과 맞춤형 아날로그화 기술이 접목된 제품과 서비스가 기하급수적으로 등장하고 있음.
  − 상실 또는 저하된 인지·기억 능력, 자유롭지 못한 중추신경계와 자율신경계의 자기면역능력 저하 등을 극복하기 위한 산·학·연 연구개발 및 신시장 발굴 노력이 필요함.
  − 신체기능 증진/회복, 이동 및 생활지원, 주거지원, 오락 및 여가활동, 노인성 건강 관리 및 한방의료기기 영역 등 광범위한 제품과 서비스가 활발히 전개되고 있음.

〈그림 2.10〉 인터넷 쇼핑, 소셜네트워크서비스(SNS) 등 다양한 인터넷 서비스 및 디지털기기 활용에 능숙

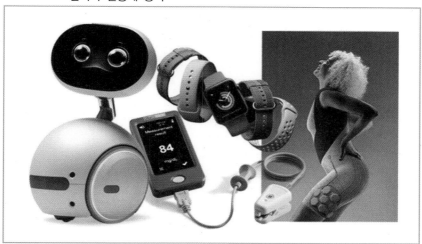

출처: 이코노믹 리뷰.

〈그림 2.11〉 두뇌 훈련 프로그램 '더블 디시전(Double Decision)'

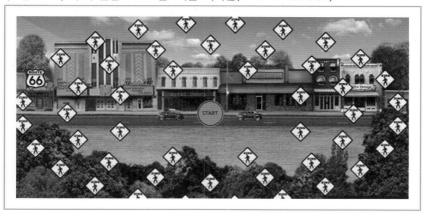

출처: 연합뉴스.

● 생활 건강 제품 및 서비스는 건강증진과 예방활동을 통해 최적의 건강상태와 높은 삶의 질을 추구하는데 필요한 제품, 시스템 등을 생산·유통해 부가가치를 창출하는 모든 활동을 통해 제공됨.
  – 특히 건강한 고령화는 스스로 일상생활 속에서 다가가야 함.

● 우리 몸의 건강의 파수꾼은 몸의 방어력이고, 면역력을 비롯한 몸의 방어력은 바람직한 생활 습관을 통해 유지되고 관리된다는 점을 늘 인지해야 함.
  – 질환의 진단과 치료에 초점이 맞추어져 의료진에게 맡겨진 기존의 의료 서비스의 수동적인 소비자 자세와는 달리 일상생활 속에서 몸의 건강상태가 유지되고 증진시켜 나가야 하는 점이 중요함.
  – 잘못된 생활습관과 생리적인 반응을 사전에 진단할 수 있는 기술을 확보하고 서비스 콘텐츠를 발굴해 내는 것이 생활 건강 서비스의 첫 출발점임.

● 제품 및 서비스의 속성을 제대로 파악하고, 이미 일상화된 디지털 환경에 적합한 서비스 제공 수단이 강구되어야 함.
  – 의료 서비스에 비해서 이성적 근거보다는 상황 기반의 감성적 요인에 의해 소비가 결정되는 속성이 강함.
  – 공급자 중심의 일방적인 의료 서비스와는 다르게 대중적이고 저렴하면서도 맞춤형의 서비스, 소통하고 참여하는 소비환경과 사회문화적 배경을 고려해야 함.

● 생활 건강 서비스의 초기 시장을 창출하기 위해서는 니치마켓을 목표로 충분히 검증된 임상유효성을 기반으로 교두보를 확보해야 함.

- 새로운 서비스 콘텐츠를 안착시키는 데는 소비자의 신뢰와 수용성이 절대적인 역할을 하기 때문에 특정한 니치마켓부터 공략을 시작하는 것은 매우 유효한 전략이 될 수 있음.
- 임상의 유효성을 초기에 확보하기 위해서는 잘 다져진 기존 의료 서비스 기반을 활용하고, 궁극적으로 상호 시너지 효과를 통해 통합 헬스케어 서비스 시장으로 확대시켜 나가는 것이 바람직함.

● 향후 소비, 행동패턴, 삶의 질, 사회 문화적 트렌드 등의 분석을 통해 지금까지 예상하지 못했던 미래 사회의 문제를 해결하고 신시장을 발굴하기 위한 대응 체계를 구축하는 것도 필요함.
- 10~20년 후에 고령층으로 진입하게 되는 중장년층의 경제적 위치, 생활 패턴 및 의료 정보를 분석함으로써 새로운 교통과 주거환경, 노인성 질환, 엔터테인먼트 및 케어 서비스 등을 발굴해 나가야 함.

[참고문헌]

심상완, 미래사회전망과 기술영향평가, 성공적 고령화와 과학기술. Sciencetimes.

정의진, 오현환, 과학기술 혁신을 통한 고령사회 대응 정책 방향 – 일본사례를 중
심으로, Issue Paper. 2016 – 19.

고령사회에 대응하는 보건정책

박은철

연세의대 예방의학교실,
보건정책 및 관리연구소

제1장 서론

■ 급속한 고령화

● 2018년 한국은 노인인구가 14%를 넘어 고령사회(aged society)가
됨(통계청, 2019).

 - 2000년 65세 이상 인구가 7%를 넘어 고령화사회(aged sociedty)
가 된 지 18년만으로 세계에서 가장 빠름.

 - 7년 이후인 2025년 노인인구가 20%를 넘어 초고령사회
(super-aged society)로 진입할 것으로 예측.

 - 2017년 707만 명이던 노인인구 수가 2025년 1,000만 원이 넘
을 것으로 예상.

● 한국의 급속한 고령화는 OECD의 평균속도를 훨씬 상회하는 것임
(OECD, 2017).

 - 급격한 고령화와 함께 심각한 저출산은 향후 한국사회의 전망
을 어둡게 하고 있음.

 • 2018년 합계출산율은 0.98로 심각한 수준.

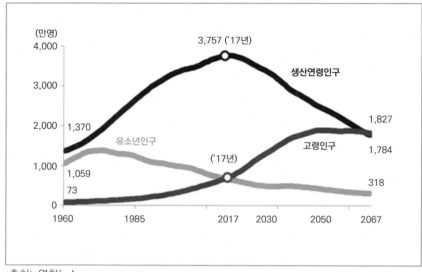

〈그림 3.1〉 연령별 인구구조, 1960~2067년(통계청, 2019)

출처: 연합뉴스.

◆ 노인들의 연령 증가에 따른 건강 악화

● 2014년 노인 실태조사(전경희 등, 2015)에서는 노인들의 연령이 증가할수록 건강이 더 나쁘다고 인식하고 있으며, 만성질환 유병도 증가하고 있음.

　－ 65~69세 노인들은 33.6%가 건강이 나쁘다고 응답하였으나 80~84세 노인들은 56.2%가 나쁘다고 응답.

　－ 65~69세 노인들은 만성질환 수가 2.2개이었으나, 80~84세 노인들은 2.9개이었음.

　－ 65~69세 우울한 노인들은 4.2%이었으나 85세 이상 노인들은 7.2%로 증가됨.

　－ 65~69세 노인들의 인지 저하자는 27.5%이었으나 85세 이상 노인들은 52.5%에 이름.

● 연령이 증가할수록 일인당 보험급여비용은 급격히 상승하고 있으며, 이는 과거에 비해 더욱 뚜렷해지고 있음〈그림 3.2〉.

〈그림 3.2〉 연령별 일인당 보험급여비용(원)

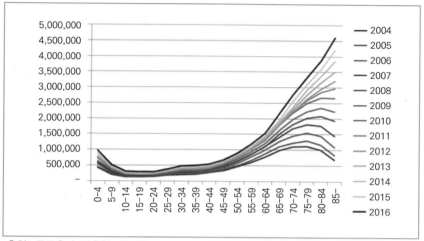

출처: 문종윤과 박은철, 2017.

◈ 고령사회 관련 법령

- 1981년 노인복지법이 제정되었고, 2005년 저출산·고령사회기본법, 2007년 노인장기요양법, 2012년 치매관리법 등이 제정.
  - 노인복지법의 목적은 "노인의 질환을 사전예방 또는 조기발견하고 질환상태에 따른 적절한 치료 요양으로 심신의 건강을 유지하고, 노후의 생활안정을 위하여 필요한 조치를 강구함으로써 노인의 보건복지증진에 기여한다"임.
    - 이를 위해 노인실태조사, 노인복지상담원, 노인전용 거주시설, 보건복지조치, 노인복지시설의 설치 및 운영, 노인학대 예방 등을 포함.
  - 저출산·고령사회기본법은 저출산·고령사회 기본계획 수립, 대통령이 위원장인 저출산·고령사회위원회 및 사무기구 등을 두어 저출산·고령사회를 대비.

◈ 문재인 정부의 저출산·고령사회 정책방향

- 문재인 정부는 저출산·고령사회의 정책방향으로 첫째, 일하며 아이키우기 행복한 대한민국(일·생활 균형), 둘째, 안정되고 평등한 여성일자리(여성의 꿈 실현), 셋째, 희망회복 프로젝트(3개 구조개혁: 고용, 주거, 교육), 넷째, 모든 아동과 가족지원(아동의 밝은 미래 보장)을 명시하고 있음.
  - 4개 추진방향은 모두 저출산과 관련된 사항임.
  - 그러나 출산율은 2018년 0.98명으로 더욱 하락함.

◈ 보건복지부 고령 정책

- 보건복지부는 고령 정책으로 보건의료정책과 사회복지정책을 펼

치고 있음.

- 보건의료정책으로는 일반 보건의료정책 중 고령자에 대책과 치매관리(치매검진사업, 치매치료관리비 지원사업), 노인실명예방관리사업 등이 있음.
- 사회복지정책으로 노인장기요양보험, 노인돌봄사업, 국민·주택연금, 노인 일자리 및 사회활동 지원사업, 노인 자원봉사 활성화, 장사제도 등이 있음.

- 2018년 보건복지부 고령 정책으로는 노후소득 보장, 노인일자리, 노인돌봄, 존엄한 죽음 지원, 커뮤니티케어 등이 중점사업임.
  - 노후소득 보장으로 국민연금종합운영계획 수립, 적정소득 보장을 위한 로드맵을 제시하고, 기초연금을 25만 원으로 인상하고 2021년 30만 원으로 인상을 계획.
  - 노인일자리사업으로 2018~2022년 제2차 시니어 사회활동 및 일자리 종합계획을 수립.
  - 노인돌봄사업으로 2018~2022 제2차 장기요양 기본계획을 수립하고, 치매안심센터 운영.
  - 존엄한 죽음 지원으로 연명의료, 호스피스 지원체계를 구축.
  - 지역사회와 함께하는 보건복지서비스(커뮤니티케어)를 추진하기 위하여 기반을 마련하고 노인의료요양체계를 지역사회 중심으로 개편.

제3장 고령사회 대응 보건정책 방향

◆ 고령사회 대응 통합적 정책 수립

● 급속한 고령화를 겪고 있는 한국은 고령사회를 대응하기 위해 보건의료, 장기요양 및 고령친화적 환경 구축이라는 통합적 정책이 필요하며 건강한 고령화(healthy aging)의 개념을 도입.

- 노인들은 연령이 증가할수록 내재적 능력(intrinsic capacity)은 감소할 수 있으나, 보건의료, 장기요양 및 환경의 통합한 개입으로 기능적 능력(functional ability)의 감소는 완화할 수 있음 (WHO, 2015).

- 따라서 일차적으로 내재적 능력을 유지하려는 개입이 필요하나 궁극적으로는 기능적 능력 제고가 목적.

● 건강한 고령화(healthy aging)를 위해서는 높은 내재적 능력과 기능적 능력의 상태(high and stable capacity), 능력감퇴 상태(declining capacity), 능력상실 상태(significant loss of capacity)로 구분하여 접근할 필요<그림 3.3>.

〈그림 3.3〉 건강한 고령화를 위한 공공-보건체계

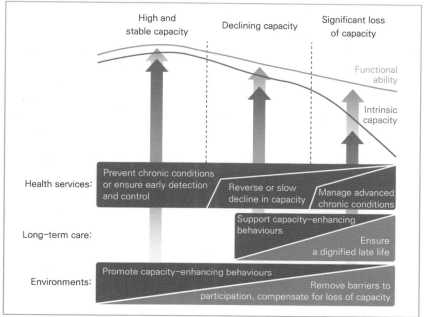

출처: WHO, 2015.

💎 고령사회 대응 보건의료 방향

- 고령사회를 대응하기 위해서는 보건의료가 고령자 중심의 연합
  보건의료서비스(integrated older person−centered health services)로
  전환 필요<그림 3.4>.
  - 고령자 중심으로 내재적 능력 최대화를 목적으로 진료계획과
    자기관리의 참여를 유도.
  - 건강상태, 의료인력, 의료기관 및 생애과정을 아우르는 통합진료.
  - 보건의료서비스와 장기요양의 강력한 연계 추진.
- 고령에 대한 인식의 전환이 필요한데 고령화는 정상적 과정이며,
  생애주기의 가치 있는 부분이라는 인식으로 전환.
- 고령에 대응한 보건의료인력의 교육훈련 필요.

〈그림 3.4〉 건강한 고령화를 위한 보건의료 조치

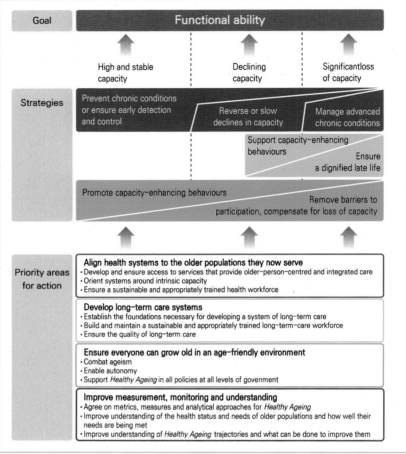

출처: WHO, 2015.

● 고령사회에 대응하는 개입은 매우 시급

- 베이비부머(1955~1963년생)가 65세가 되는 첫 해는 2020년으로 이 때까지의 노인문제 강도는 훨씬 커짐.

● 고령사회 대응을 위한 보건의료와 장기요양의 통합적 개입

- 보건의료는 국민건강보험에서 운영하고 있으며 장기요양은 노인 장기요양보험에서 독립적으로 운영되고 있어 두 보험 간의 연계 가 필요.

● 노인들의 선택에 노인중심의 통합진료

- 모든 건강보험 가입자들을 단일한 급여형태로 운영하고 있는데 이를 다양한 급여형태를 받아드릴 수 있는 체계 구축.
  - 고령자를 중심으로 노인들의 건강과 요양을 책임지는 공급형태 를 공급자가 제안하고 이를 국민건강보험제도에 수용.
    - 병원과 의원의 연합된 형태인 건강유지조직(HMO, Health Maintenance Organization)과 책임의료조직(ACO, Accountable Care Organization), 의원이 중심이 되는 환자중심의료팀(PCMH, Patient Centered Medical Home), 노인주치의 제도 등을 공급자들이 제안.
    - 국민건강보험공단에서 이를 검토하여 공급형태, 지불방식 및 수준을 결정.
    - 현재의 급여형태와 제안된 급여형태에 대해 노인들이 선택하여 일정기간(1년)동안 운영(노인들이 매년 선택).

◈ 고령사회에 대응하기 위한 근원적 개편 필요

- ● 노인친화적 환경의 조성과 함께 고령자 중심의 연합 서비스(보건 의료와 장기요양으로의 전환 필요.
- ● 보건의료뿐만 아니라 범부처별 접근이 필요.
- ● 고령자에 대한 건강과 기능적 측면의 측정과 모니터링은 필수.
- ● 고령사회에 대한 조치들은 미래 사회에 대한 투자이며, 이를 달성할 경우 과거의 노인들이 상상하지 못했던 자유로운 삶을 누리는 미래가 될 것임.

[참고문헌]

문종윤, 박은철(2017), 건강보험 연령별 급여비 추이, 2001~2016, 보건행정학회지 27(4): 372-4.

박은철(2018), 고령사회에 대응한 보건의료체계 개편의 시급성, 보건행정학회지 28(2): 105-6.

전경희 등(2015), 2014년도 노인실태조사, 한국보건사회연구원.

통계청(2019), 장애인구특별추계: 2017~2067년, 보도자료, 2019. 3. 28.

OECD(2017), Health at a glance.

WHO(2015), World report on ageing and health.

제10회 학술포럼
고령사회와 의학

초판발행   2020년 3월 30일

지은이   사단법인 대한민국의학한림원
펴낸이   안종만 · 안상준

편 집   조보나
기획/마케팅   조성호
표지디자인   조아라
제 작   우인도 · 고철민

펴낸곳   (주) 박영사
               서울특별시 종로구 새문안로3길 36, 1601
               등록 1959. 3. 11. 제300-1959-1호(倫)
전 화   02)733-6771
f a x   02)736-4818
e-mail   pys@pybook.co.kr
homepage   www.pybook.co.kr
ISBN   979-11-303-0993-4   93510
NAMOK-P27

정 가   10,000원